COMMENT ON SE DÉFEND

DE

L'ALCOOLISME

LA LUTTE POUR LA TEMPÉRANCE

PAR LE

Dr NOVEAU DE COURMELLES

LAURÉAT DE L'ACADÉMIE DE MÉDECINE

LICENCIÉ ÈS-SCIENCES PHYSIQUES, ÈS-SCIENCES NATURELLES ET EN DROIT

VICE-PRÉSIDENT DE LA SOCIÉTÉ FRANÇAISE D'HYGIÈNE

———

Prix : 1 franc

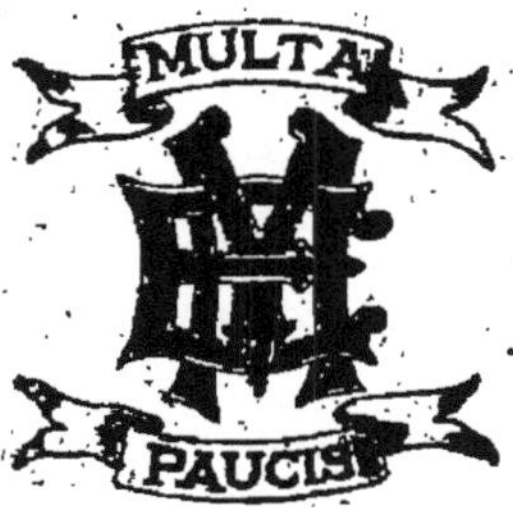

PARIS

ÉDITION MÉDICALE MUTUELLE

29, RUE DE SEINE, 29

—

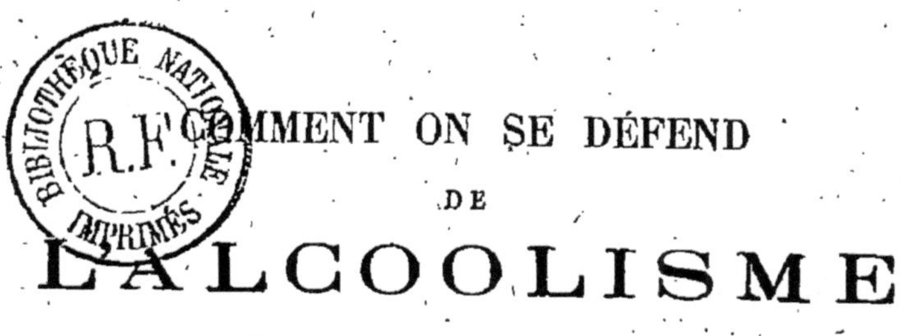

COMMENT ON SE DÉFEND

DE

L'ALCOOLISME

La Lutte pour la Tempérance

OUVRAGES DU Dr FOVEAU DE COURMELLES

La Peur, la Pauvreté, brochure 32 pages in-12 (1886).

La Vaginite et son Traitement, 104 pages in-8° (1888).

Le Magnétisme devant la loi, 50 pages in-8° (1889).

Les Facultés mentales des Animaux, 352 pages in-12, illustrées (1890).

L'Hypnotisme, 330 pages in-12, illustrées (1890).

Propos du Docteur (1888-1892).

Précis d'Électricité Médicale, 250 pages in-16, ill. (1891).

L'Esprit et l'Ame des Plantes, 32 pages in-8° (1893).

L'Hygiène à table, 220 pages in-12 (1894).

L'Électricité Médicale au XIXe siècle, 32 p. in-12 (1895).

L'Électricité curative, 420 pages in-12, illustrées (1895).

Nouveau précis d'Électricité Médicale, 600 pages in-8°, illustrées (1896).

Traité de Radiographie, 500 pages in-8°, illustrées (1897).

Électricité Médicale, 32 pages in-8° (1898).

L'Ozonoscopie, 25 pages in-8° (1898).

Bi-Électrolyse et Pyrogalvanie, 24 pages in-8° (1898).

Les Rayons X en pathologie infantile, 32 pages in-8°, illustrées (1899).

L'Esprit scientifique contemporain, 410 p. in-12 (1899).

Osmose et Bi-Électrolyse, 20 pages in-8°, illustrées (1899).

L'Électroscopie, 20 pages in-8° (1900).

Formulaire électrothérapique, 230 pages in-16 (1900).

L'Électricité et ses applications, 195 pages in-12, illustrées (1900).

Vin-Alcool-Hygiène, 40 pages in-4° (1900).

Comment on se défend de la Neurasthénie, 50 pages in-8°, illustrées (1900).

Comment on se défend de la Folie, 70 pages in-8°, illustrées (1901).

L'Année électrique, électrothérapique et radiographique, 350 pages in-8° (1901).

La Radiothérapie infantile, 30 pages grand in-8°, illustrées, Paris (1901).

Une langue internationale, 20 p. in-8° (1901).

Électrophotothérapie. Lupus et Finsen simplifié, 25 p. in-8°, ill. (1901). — (Société Médicale des Praticiens).

COMMENT ON SE DÉFEND

DE

L'ALCOOLISME

LA LUTTE POUR LA TEMPÉRANCE

PAR LE

Dr FOVEAU DE COURMELLES

LAURÉAT DE L'ACADÉMIE DE MÉDECINE

LICENCIÉ ÈS-SCIENCES PHYSIQUES, ÈS-SCIENCES NATURELLES ET EN DROIT

VICE-PRÉSIDENT DE LA SOCIÉTÉ FRANÇAISE D'HYGIÈNE

———

Prix : 1 franc

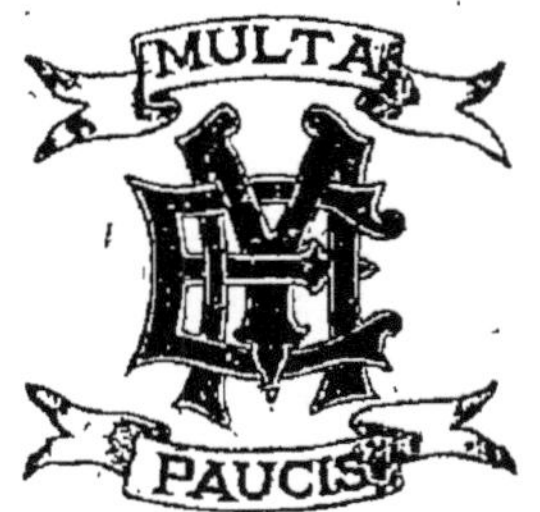

PARIS

L'ÉDITION MÉDICALE MUTUELLE

29, RUE DE SEINE, 29

Tous droits réservés

AVANT-PROPOS

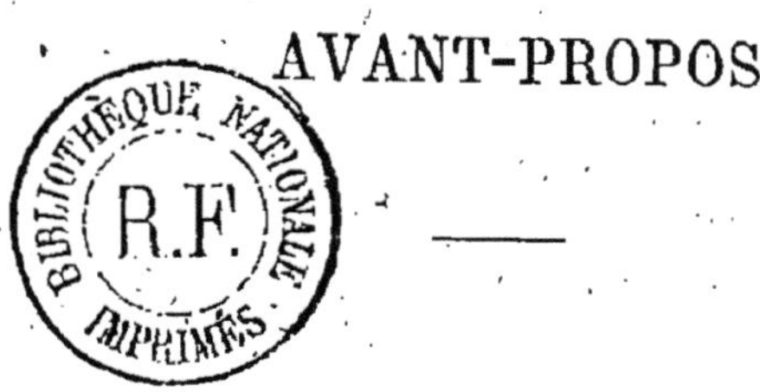

La médecine s'érigeant en science et en dogmes, marche vers l'absolutisme ! Qu'elle combatte tous les abus, soit ; mais qu'elle arrive à prêcher toutes les abstinences, il y a loin ! Ses variations d'idées et de théories ; la saignée abandonnée, la consommation même non abusive d'excellents produits naturels, le bouillon si estimé de nos pères, devenu inutile, les microbes, causant toutes les maladies, condamnés aujourd'hui, l'alcoolisme exagéré... que d'erreurs proclamées tour à tour comme des vérités. En cela, comme jadis, la médecine — qu'il ne faut pas confondre avec la science — l'art qui est et ne peut être que médical en un mot a tort de sacrifier à la mode, tantôt saignante, tantôt opératoire, tantôt combative... sous le nom, ici impropre, d'alcoolisme, l'usage même modéré de *produits du sol, non falsifiés* et *bien préparés*. S'il faut combattre tout ce qui, exagéré, est un danger, ne faut-il pas tout combattre, tout supprimer ! Manger est bien, trop manger, procure les agréments vengeurs de l'indigestion ; est-ce à dire qu'il ne faille pas manger ! Le médecin qui proscrit l'alcool et le vin, d'une façon absolue, de parti pris, n'exagère-t-il pas visiblement son rôle de protecteur de la santé ! Et c'est aujourd'hui contre lui, en certains milieux officiels, une lutte acharnée, en passe de devenir victorieuse au plus grand détriment de la santé d'abord — on verra plus loin comme on a confondu les méfaits des fraudes avec ceux de l'ingestion de l'alcool — des viticulteurs et des industriels ! Je sais bien qu'au lieu de répondre à mes arguments tirés de l'observation rigoureuse des faits, on se bornera en haut lieu, à ne s'en préoccuper point, voire à dire : « Bien qu'il vaille mieux défendre des produits français que préconiser des médicaments étranges et étrangers ! qu'est celui-ci qui ose élever la voix, nous ne le voulons point connaître ! »

Quant aux intéressés, bien qu'ils se sentent directement menacés, ils continuent de rester inertes, sans proclamer la vérité, se reposant sur des syndicats ou des ligues qui touchent les cotisations, parlent entre eux. prêchent des convertis... et la lutte contre l'alcoolisme atteignant ceux qui lisent, ceux qui peuvent consommer des produits sains, continue, triomphe !...

Certes, je ne veux pas faire du vin ou de l'alcool, même très naturels, une panacée, oh non ! il faut souvent les proscrire à un estomac intolérant, alors rien de plus juste, mais que de cette exclusion, on fasse un système, nous protestons énergiquement, aussi bien que contre l'abus exagéré, aujourd'hui fait, du lait dans presque toutes les affections viscérales et qui achèvent de débiliter les patients !

Il n'y a pas si longtemps qu'en médecine, l'alcool

était considéré, ainsi que le lait ou l'eau à l'heure actuelle, comme une panacée, un remède en maintes affections morbides ; et combien de médecins de ma génération, exerçant depuis moins de quinze ans, ont écrit sur le cahier de l'hôpital, alors qu'externes, ils étaient chargés du soin d'écrire les prescriptions ? « potion de Todd, vins de quinquina ou de Banyuls », tous breuvages alcooliques qui devaient — alors ! – tonifier les malades. Pour les diphtériques, et je pus le savoir, personnellement frappé, le champagne était indiqué, alors que la vaccination sérothérapique était inconnue.

Maints pneumoniques étaient traités de même. Dirat-on qu'il s'agissait, en ces cas de prescriptions vineuses ou alcooliques, de remèdes héroïques, employés à la dernière extrémité et que l'on ne peut ou ne doit employer encore qu'en de telles circonstances ? Que non pas ! Puis, on proscrivit le vin rouge dans les affections stomacales, hépatiques, rénales, pour le remplacer par le vin blanc, moins astringent, diurétique.....; pendant quelque temps le vin blanc a tout guéri.

L'alcool restait cependant considéré comme un excellent tonique et je dirai qu'on abusait plutôt, parfois, de ce... médicament : on exagérait alors, on exagère aujourd'hui en sens contraire. La médecine oscille entre des extrèmes sans trouver un juste milieu. Les esprits éclectiques, eux, continueront d'user, en les hôpitaux ou ailleurs, de bons et naturels produits. Disons que, depuis le congrès des vins, spiritueux et liqueurs de 1900, dont j'ai présidé la section d'hygiène, et où je

fus le seul médecin, bien que d'autres avaient adhéré,
le corps médical suit.

Et puis, la campagne qui mène à l'abstinence a-t-elle
des chances de réussir? A qui s'adresse-t-elle en réalité? Aux réellement alcooliques, mais ils ne lisent pas,
les malheureux, et personne n'a d'influence sur eux!
Et les gens qui lisent, des modérés, prennent peur,
voient partout des dangers ou des fraudes et se font
abstinents souvent au détriment de leurs forces!

COMMENT ON SE DÉFEND

DE L'ALCOOLISME

La Lutte pour la Tempérance

PREMIÈRE PARTIE

QUE DOIT-ON APPELER ALCOOLISME ?
DIFFÉRENCES INDIVIDUELLES.

Pour prescrire la tempérance, il faut définir *l'alcoolisme*, le fléau contemporain, contre lequel tous les hygiénistes, les hommes politiques réellement dignes de ce nom, les négociants intéressés eux-mêmes, qui n'ont jamais encore protesté contre les exagérations de la campagne, se rencontrent avec les médecins, plus intéressés encore que ceux-ci au succès de la campagne ! Pour nous : *L'alcoolisme est la consommation exagérée d'alcools ou de vins falsifiés, adultérés.*

Il reste à s'entendre sur les termes ; ils sont doubles. Il faut, en effet, définir et *l'exagération* et la *nature de la fraude*.

Pour l'exagération, le problème est bien difficile. Où finit l'usage ? Où commence l'abus ? Il est impossible de fixer ces limites. Nous sommes, en effet, des êtres absolument inégaux, dissemblables et, de même que le professeur Peter, l'ennemi des exagérations bactériologiques, disait : « Il n'y a pas de maladies, il n'y a que des malades », nous dirons : « Il n'y a pas *un* homme, mais *des* hommes ». De même que les êtres qui nous entourent sont grands, petits, inintelligents ou géniaux..., il y a des hommes qui peuvent absorber, qui ont besoin même, dont l'organisme exige de l'alcool, alors que d'autres le peuvent supprimer sans inconvénient Certains individus, gras ou maigres, mangent énormément et ne produisent qu'un travail limité, inférieur à la normale ; c'est même une nécessité chez les diabétiques qui se mangent eux-mêmes et dépérissent rapidement quand leur appétit est amoindri, et qui, normalement, ont le droit et le devoir de manger beaucoup.

L'alcool — et quand je dis alcool, j'entends ici le bon vin et le bon alcool *pris modérément* — est souvent un *aliment* nécessaire pour certains organismes. Cela, je ne crains pas de le répéter. Quelques estomacs débiles, fatigués, surmenés, des intestins affaiblis par le choléra, les pays chauds, nous en sommes même, se trouveront bien, souvent, de l'usage de l'eau, mais ne faisons pas de celle-ci une panacée ! Il est même des buveurs d'eau aux repas, et qui, leur alimentation ingérée, absorbent un petit verre de bonne liqueur ; tel, le président Krüger, qui porte si allègrement ses 75 ans et des fatigues de toutes sortes ; du moins fit-il, à Paris, récemment (1900), d'après les journaux, cette petite consommation alcoolique !

Un médecin doit même être essentiellement indépendant à l'heure présente pour oser s'élever contre les exagérations de la campagne antialcoolique ; mais je tiens à proclamer ce que je crois être, ce qui pour moi est la vérité ; n'y étant arrivé, qu'après maintes recherches, ayant d'abord subi l'ambiance médicale et crié qu'il fallait tout supprimer, mais aujourd'hui, sans parti pris, je déclare : Le *bon* vin et le *bon* alcool, pris modérément, sont souvent des aliments indispensables à la vie, et ne sont pas seulement et rarement des médicaments héroïques.

Cependant, ajoutons, pour être complet dans notre affirmation, qu'il ne faut considérer le vin à dose modérée que comme un aliment d'épargne agissant plus par ses sels que par son alcool, et l'alcool liqueur que comme un aliment d'excitation, agissant à la façon du thé, du café... ; mais, en maintes circonstances de la vie, surtout après le surmenage intellectuel de l'enfance qui tue tant de cerveaux, n'a-t-on pas besoin de donner momentanément un plus grand effort et alors, le plus rarement possible, on recourra à l'alcool. Ce n'est qu'un excitant, disent avec raison les hygiénistes et, à ce titre, il doit être sinon rejeté, mais utilisé rarement, car il amène ensuite forcément une dépression : c'est un coup de fouet et qui, avec l'usage, doit se répéter de plus en plus. Il est certain que les travailleurs, les bicyclistes, qui ont à fournir un travail continu et musculaire doivent s'en passer, son action n'est que momentanée. On a même fait en Angleterre l'expérience suivante : deux équipes d'ouvriers manuels ont été mises, l'une au thé léger, l'autre aux boissons fermentées, la première travailla moins les premières heures, mais fournit à la fin de la journée une somme supérieure de labeur ; l'expérience inverse étant faite le lendemain, les ouvriers des boissons fermentées mis au thé et réciproquement, fournirent un résultat favorable au thé, qui est d'ailleurs, lui aussi, un excitant, et un excitant dangereux.

Tout reste donc une question de dose, car tout abus est toxique. Des gens de très bonne foi, voire éclairés, parlent de l'absorption de trois litres de vin par jour comme normale et n'appellent pas cela de l'alcoolisme. Nous protestons, même si le vin est très bon, contre cette dose exagérée, massive. Chacun de nous peut arriver facilement, croyons-nous, à savoir ce qu'il a besoin d'absorber d'aliments de toutes sortes, pour se bien porter, bien digérer, n'être pas congestionné, avoir l'esprit et le corps libre. S'il dépasse cette dose, il penche, il glisse, en ce qui concerne le vin et l'alcool, vers l'alcoolisme ; et s'il s'y arrête, s'y complaît, devient franchement alcoolique. A celui-là, s'il est un bourgeois, nous crierons : halte-là, nous lui montrerons les désordres morbides qui le menacent, au même titre que l'ouvrier, mais avec une marche moins rapide, parce que les produits consommés sont plus purs et par suite moins toxiques !

L'hérédité alcoolique.

L'hérédité, ainsi que nous l'avons dit dans : *Comment on se défend de la neurasthénie*, *Comment on se défend de la folie*, est souvent confondue avec la contagion, l'exemple, l'imitation. Deux êtres vivant en des conditions identiques ont les mêmes tares morbides, parce qu'ils les acquièrent et non, parce que même, issus l'un de l'autre, ils se les ont données. Une mère, une nourrice alcoolique — et le fait est anciennement connu — se livrent-elles, au *moment de l'allaitement*, à leur fatale passion, elles donnent alors et de suite souvent à l'enfant, des convulsions, des accidents nerveux, puis ce besoin d'alcool qui s'accroîtra plus tard, surtout si on le laisse boire ensuite dans le « verre à papa ! » Mais, il n'y a donc pas là le moindre héritage ! En passant, réagissons contre l'abus, dans la bourgeoisie, laissé aux nourrices, d'une trop grande consommation de breuvages alcooliques, sous prétexte d'augmenter leurs vertus galactophores.

Contre l'hérédité, nous ajouterons encore : l'alcoolisme — c'est-à-dire l'ingestion immodérée de boissons frelatées — est un fléau trop récent pour qu'on en puisse sûrement apprécier les désordres acquis ou légués ! Et ceci est tellement vrai que les statistiques semblent même prouver l'inverse :

Voici, d'après l'*Indian Medical Record* comment se répartirait la mortalité des 4.234 cas examinés. Les sujets sont divisés en cinq classes : 1° les abstinents totaux, ou buveurs d'eau ; 2º les tempérés ; 3º les buveurs, mais modérés ; 4º les grands buveurs ; 5º les ivrognes :

Les abstinents de liqueurs alcooliques vivent	51 ans 22 centᵉˢ d'année.	
Les tempérés	62 ans 13	—
Les buveurs modérés	59 ans 67	—
Les grands buveurs	57 ans 59	—
Les ivrognes	52 ans 3	—

Ainsi, la mortalité s'élève au maximum chez les buveurs d'eau, et cette statistique correspond à la côte occidentale de l'Afrique, c'est-à-dire un pays chaud où l'usage de l'alcool passait pour particulièrement dangereux.

Des Erreurs physiologiques. Différences entre la vie et le Laboratoire.

On fait souvent dire aux expériences anormales, sur de pauvres chiens ou de malheureux cobayes, des choses invraisemblables et que l'on proclame, à l'Académie de médecine, par exemple, comme des vérités ! On conclut ainsi que, plus l'alcool est bon, plus il est toxique !

On a opéré sur des animaux, soit par l'ingestion d'alcool en des estomacs qui n'en ont nullement l'habitude, soit par l'injection en des veines dont c'est encore moins le séjour ! Aussi arrive-t on à conclure, contrairement à l'expérience, plusieurs fois séculaire, que les alcools sont d'autant plus toxiques qu'ils sont meilleurs ; on le dit à la tribune de l'Académie de médecine, qui n'a pu s'entendre sur la toxicité de l'absinthe ou de l'anis qu'on y ajoute ; un ministre des finances le répète à la Chambre. Conclusion, il faut frauder et vendre de mauvais alcools, et cela fera plaisir à l'État ! Que serait-ce si celui-ci avait le monopole de l'alcool !

L'engouement est aujourd'hui tel, pour les recherches de laboratoire, qui cependant transforment, modifient, détruisent même la vie des sujets en expérience, qu'elles sont considérées comme des guides infaillibles ! En son *Transformisme médical*, le docteur Hector Grasset démontre excellemment comme sont multiplement interprétables les faits physico-chimiques qui paraissent régir la vie et quelles erreurs, dans le passé comme dans le présent, ont surgi lorsque la clinique médicale et l'observation ont cédé le pas à l'expérimentation ; sortir la vie de son milieu pour l'observer, n'est-ce pas la supprimer ? La véritable expérience — combien longue et consciencieuse en ce domaine — serait celle-ci : habituer peu à peu des animaux à la consommation de l'alcool par l'appareil digestif, proportionnellement à leur poids comparé à celui de l'homme, étudier les descendants. Certains animaux, singes, chiens, ont été parfois enivrés par de mauvais plaisants plutôt que par des expérimentateurs, et ils ne paraissent même pas s'en être plus mal portés !...

Des substances, inoffensives lorsqu'on les boit, sont mortelles si on les injecte dans les veines. Par suite, le choix de la porte d'entrée importe beaucoup. « J'ai connu, écrit le docteur G. Tissot, un vieux médecin qui disait : « Mettez dans un mortier et pilez tout ce « qu'un homme bien portant peut manger dans un « dîner en ville : poivre, moutarde, sauces, truffes, « viande, gibier, vins, eaux-de-vie, chartreuse, faites « du tout un cataplasme et posez-le sur votre cuisse. « Vous aurez des ecchymoses et votre chair se déta- « chera par escarrhes. » Je ne sais s'il disait vrai, mais il est sûr qu'on ferait fuir le physiologiste le plus con- vaincu, en lui proposant d'insérer dans ses artères la quantité de vinaigre, ou même d'huile, qu'il consomme tous les jours dans sa salade. De l'eau claire introduite dans la circulation sanguine serait dangereuse, tandis que l'on avale impunément le venin d'une vipère. »

Les alcools étaient, a-t-on dit, suivant leur origine, hygiéniques ou nocifs ; les premiers issus des divers fruits, les seconds de la betterave ou des farineux. Puis on s'aperçut que c'était tout le contraire, que les éthers, l'aldéhyde, le fusel, n'existaient que dans les eaux-de- vie de vin naturel, principalement dans les meilleures et les plus vieilles ; tandis que les alcools d'industrie étaient chimiquement à peu près purs ; nul n'ayant intérêt à les vendre autrement parce qu'entre ceux qui sont buvables et ceux qui ne le sont pas, il y a, *en prix*, une distance de deux ou trois centimes par litre et, *en goût*, une différence semblable, ou même plus forte, qu'entre l'huile d'olive et l'huile de foie de morue.

Quant aux eaux-de-vie naturelles, on ne pouvait songer à en éliminer, par une stricte rectification, le parfum qui fait toute la valeur, et à transformer ainsi du cognac à 25 francs la bouteille en un litre de trois-six à 50 centimes. En Suisse, les consommateurs avaient été loin d'apprécier le service qu'on avait prétendu leur rendre, lors de l'établissement du monopole, en leur livrant des produits parfaitement épurés, devenus, par là même insipides, et le gouvernement fédéral s'était vu contraint, pour les satisfaire, d'ajouter à ces liquides officiels ce que M. Léon Say nommait « un bouquet d'impuretés. »

Ces « impuretés » elles-mêmes contenues dans les alcools de raisins, pommes, cerises ou cannes à sucre, n'ont absolument rien d'alarmant. Comme l'a très spirituellement établi M. Duclaux, directeur de l'Institut Pasteur, *il faut tenir compte de la dose*, et c'est ce que rappelaient, en me citant, MM. Lasies, député, et Caillaux, ministre des finances, à la tribune de la Chambre des députés, le 3 décembre 1900 (*Officiel*, p. 2431) : « Nous consommons tous les jours, dit-il, sans trouble et même avec quelque satisfaction, des substances qui nous tueraient si on les absorbait à l'état concentré. Il y a du poison dans notre thé, dans notre café, dans notre bouillon, d'où l'on peut retirer de la peptone, mortelle dans la circulation générale ». La viande, le poisson, renferment des alcaloïdes dangereux et la salive que nous avons dans la bouche contient, à raison d'un milligramme par 19 grammes, assez de ptomaïne pour tuer un moineau.

Dans les bons rhums, se trouve un toxique qu'eussent apprécié les Borgia : le *furfurol*, — en français l'huile de son, — 83 fois plus actif que l'alcool pur sur les lapins

2

qui ont été ses victimes. Dix grammes suffisent pour tuer un adulte ; seulement, étant donnée la proportion ordinaire de furfurol par litre de rhum — 20 milligrammes — l'adulte devrait, pour s'empoisonner, avaler 500 litres de ce spiritueux, et, s'il y parvenait, on ne saurait dire jusqu'à quel point le furfurol serait alors responsable de la catastrophe. Aussi sans tenir compte de ces essences, généralement en quantités si faibles dans les alcools consommés, peut-on, jusqu'à un certain point, se rallier à la formule de M. Duclaux : « L'alcoolisme est question de quantité bien plutôt que de qualité. »

Et voici maintenant un argument péremptoire sur la bonne action physiologique du vin, démontrée à l'Institut (Académie des sciences), le 11 février 1901, par M. Roos :

« Dans le but de déterminer l'influence que peut exercer sur l'organisme l'ingestion quotidienne de vin, j'ai pris six couples de cobayes dont quatre recevaient chaque jour du vin, tandis que les autres avaient une alimentation normale.

« Au bout de trois mois, tous les animaux avaient engraissé, mais les premiers avaient gagné 5.6 °/° de poids de plus que les seconds ; en outre, chaque couple soumis au régime du vin avait en moyenne 2.5 descendants, tandis que les couples abstinents n'en avaient que 2.

« Deux mois plus tard, la différence de poids s'élevait à 12.87 °/° en faveur des cobayes prenant du vin, et le poids moyen d'un couple de ces animaux, descendance comprise, dépassait de 14.87 % celui d'un couple témoin.

« Après neuf mois environ, les cobayes soumis au vin avaient donné en moyenne 7.5 produits par couple, avec une mortalité de 23.2 % ; les couples abstinents n'en avaient donné que 4.5, mais avec une mortalité un peu moindre (22.2 %).

« Des essais de travail institués dans les deux séries parallèles n'ont pas eu de résultats très concluants ; ils paraissent néanmoins favorables à l'usage du vin.

« Enfin, deux cobayes adultes, dont l'un seulement recevait par jour 5 c.c. de vin rouge, ont été soumis à une alimentation insuffisante ; l'expérience devait durer un mois : l'animal témoin est mort au bout de vingt-cinq jours environ, tandis que le cobaye prenant du vin a parfaitement résisté. »

Le docteur E. Mauriac, de Bordeaux, dans son volume tout récent sur *là Défense du vin*, n'a pas pris tous les précurseurs, ni tous les arguments qui eussent pu étayer sa thèse, notamment ceux *du Congrès des Vins, Spiritueux et Liqueurs de* 1900 ; mais, néanmoins il convient de faire remarquer toute la valeur de ce second livre médical sur cette importante question.

Qu'est-ce qu'une Boisson hygiénique ?

Quel est le véritable sens du mot « hygiénique » ? N'est-ce pas une question de relativité comme la morale, en les différents pays ?

Dans une revue critique de la question de l'alcool,

parue en 1896 (*Annales de l'Institut Pasteur*), le même M. Duclaux écrivait :

« Ils nous permettent aussi de nous demander en terminant ce que peut bien signifier ce mot *hygiénique* si fréquemment employé. Le vin, la bière, le cidre sont dits hygiéniques, les alcools ne le sont pas. Un bon bourgogne est hygiénique pour tout le monde, un bon coupage est hygiénique pour le négociant qui le compose et il ne l'est pas pour un vigneron du Midi. Je voudrais bien que quelqu'un me donnât la définition de ce mot.

« En attendant que je la trouve, ce qui sera peut-être long, tout ce que je peux conclure de l'exposé que je viens de faire, c'est que s'il y a des boissons hygiéniques et d'autres qui ne le sont pas, c'est certainement pour des raisons indépendantes de leur richesse en produits autres que l'alcool ; car non seulement elles en possèdent toutes, mais celles qui sont dites hygiéniques en contiennent plus que celles qui ne le sont pas. Peut-être, pourtant, y aurait-il une autre conclusion à tirer, qui n'est pas moins d'accord avec ce qui précède, et qui pénètre encore plus intimement dans la vérité des choses, c'est que les seules boissons hygiéniques sont celles dont on n'abuse pas. »

D'autre part, le docteur Lutz, dans un mémoire couronné par l'Académie de Médecine de Bruxelles, dit :

« Si nous voulons rechercher quelle est l'action réelle de l'alcool sur l'économie humaine, nous ne pouvons que constater l'insuffisance de la science à nous donner actuellement la solution exacte du problème. »

Le docteur J. Rochard, membre de l'Académie de Médecine, un ennemi de l'alcool, dans la *Revue des Deux-Mondes* du 15 avril 1886 ;

« Ce que je viens de dire des désordres causés par l'alcool ne s'applique qu'aux gens qui en font un abus continuel. Pris en petite quantité, même alors qu'il n'est pas d'une qualité irréprochable, il n'apporte aucun trouble appréciable dans la santé, parce que les éléments toxiques qu'il renferme y sont contenus en très faible proportion. »

M. Haeck, de Bruxelles, au Congrès international pour l'étude des questions relatives à l'alcoolisme, en 1878, parle des effets toxiques des *hautes doses* d'alcool ; il insiste sur les *hautes doses* et dit que la science a montré que « l'alcool éthylique est, comme la caféine et la théine, poison à l'état pur et à dose trop élevée, stimulant normal et bienfaisant à l'état suffisamment dilué dans de l'eau et consommé à dose modérée. »

Les seules boissons hygiéniques sont donc celles dont *on n'abuse pas* et qui répondent en outre à certains soins de fabrication, à certains titrages reconnus indispensables.

Pour le vin, n'en est-il pas de même, et à la campagne, dans le Midi, en Algérie, — là où le bon vin, le vin naturel existent encore — un vin excellent se vend un prix modique, ne trouve-t-on pas encore une majorité d'individus solides, robustes vigoureux, débordants de santé et d'activité ! Et si l'alcoolisme y pénètre, n'est-ce pas amené par certains alcools d'industrie, certaines falsifications ?...

Pour le vin, le bon vin, la question est jugée, et l'on peut citer nos ancêtres aux « beuveries » légendaires, et cependant si solides, ou maints grands hommes qui l'aimèrent et qui n'ont pas, eux, que je sache, laissé de réputation d'alcooliques !

Frédéric le Grand raffolait du tokay ; Napoléon, du chambertin ; Pierre le Grand, du madère ; Richelieu, du médoc ; Jean Bart, du beaune ; Rubens, du marsala ; Rabelais, du chinon ; le maréchal de Saxe, du champagne ; Cromwell, du malvoisie ; Humboldt, du sauternes ; Balzac, du vouvray ; Lamartine, du vergisson ; Dumas, du mâcon ; Gœthe, du johannisberg ; lord Byron, du porto ; François 1er, du xérès ; Henri IV, du suresnes, qui était alors le vin aristocratique ; Danton, du graves ; Victor Hugo, du pomard...

Alors que ces bons produits, de fines eaux-de-vie pris au repas rendent gai, lucide, expansif, l'affreux alcool falsifié rend taciturne, sombre, colère, impulsif.

Le Vin et l'Alcool doivent être proscrits à jeun.

L'apéritif pris juste avant le repas, ainsi que j'ai écrit dans *l'Hygiène à table* (1), n'est pas néfaste, quoique inutile ; mais pris *non immédiatement avant le repas*, il doit être impitoyablement condamné. Ingéré à table, suivi de l'alimentation, il se tolère et stimule même la sécrétion gastrique. Dans le cas contraire,

(1) Docteur Foveau de Courmelles, *l'Hygiène à Table*, préface du docteur Dujardin-Beaumetz. 1 vol. in-12, 200 p. Delarue, Paris, 1894.

pris comme on le prend trop souvent, une heure avant
de manger, cette sécrétion se fait trop tôt et, quand
vient le repas, l'organe fatigué sécrète peu ou point et
la digestion est lente, difficile ou impossible. L'alcool
pris comme digestif longtemps après le repas, une
heure après par exemple, coagule la pepsine et arrête
la digestion.

Il est évident que si ces ingestions d'alcool, à contre-
temps, se répètent souvent, elles conduiront à l'alcoolisme, ou tout au moins aux maladies de l'appareil
digestif dues au surmenage des organes. Si elles sont
accidentelles, que la santé soit généralement bonne, il
ne s'ensuivra presque rien de fâcheux.

Mais chez l'ouvrier des villes, en dehors de la mauvaise qualité du vin ou de l'alcool ingérés, il n'en est
plus de même, et la répétition de la consommation
alcoolique est incessante, à jeun presque toujours.
L'ouvrier des campagnes, occupé aux travaux agricoles, « casse la croûte », en même temps qu'il boit,
aussi fatigue-t-il moins son estomac, puisqu'il mange
et que le liquide nocif n'est pas en contact direct avec
la muqueuse stomacale. En outre, le grand air aide
à l'élimination rapide des fumées alcooliques. On sait
que cette expression « de fumées alcooliques » n'est
pas une métaphore et bien une réalité, et que l'individu exhale par tout son appareil respiratoire, poumons,
bouche, nez, des vapeurs d'alcool, surtout s'il en a absorbé beaucoup et à jeun. Cette porte et cette faculté
d'élimination se ferment et se perdent par la consommation répétée et abondante.

Des difficultés d'appréciation et d'analyse des boissons.

Une asymptote, une ligne à la poursuite d'une autre dont elle se rapproche sans cesse et qu'elle n'atteint jamais, telle est la science par rapport à la vérité ; son caractère fatal, inéluctable, est la variabilité, le changement, la marche en avant ; elle est donc forcément sujette à l'erreur, à l'hésitation, au doute et ne le doit pas oublier. Elle ne peut ni ne doit avoir rien de dogmatique, ainsi que je l'ai démontré ailleurs (1). Et la médecine, qui n'est d'ailleurs pas la science, qui ne peut que s'appuyer sur elle, en est, par suite, moins incertaine, mais incertaine quand même, aussi ne peut-on admettre sans discussion la réprobation d'un breuvage consommé depuis Noé, et même plus consommé, à l'état naturel, dans le passé que dans le présent. Voilà pour le vin.

Quant à l'alcool d'industrie — le marc, le calvados,... étant des produits naturels et anciennement connus, — il est certain que c'est souvent un produit récent (alcools de grains, de riz, de pommes de terre...), par suite dont les effets sont également nouveaux et conséquemment discutables, parce qu'encore peu observés. Il ne s'agit pas, bien entendu, des manifestations bruyantes, parfois hideuses de l'ivresse, que les Spar-

(1) Docteur Foveau de Courmelles, *l'Esprit scientifique contemporain*, 1 vol. in-12, 410 p. Paris, 1899.

tiatés, avec les Ilotes pour exemples, utilisaient afin de moraliser et d'en dégoûter leurs enfants. Il s'agit du bon alcool consommé modérément dans la classe aisée et chez laquelle ne se rencontre nullement ou si peu les symptômes observés dans les hôpitaux. Aussi peut-on emprunter en faveur même de la thèse que je défends ici, des arguments dont leurs auteurs n'avaient pas prévu cet emploi. Je suis certes avec les anti-alcooliques contre la consommation abusive et contre le mauvais alcool, et les faits qu'ils rapportent ne valent, à mon sens, que pour prouver combien est dangereux cette consommation en excès d'un produit, surtout s'il est toxique.

L'alcoolisme dans les hôpitaux parisiens a été dernièrement étudié par une commission de la Société médicale des hôpitaux. Il s'agit là d'un travail très instructif, visant exclusivement Paris. Et Paris est sujet à caution — oh! combien ! — pour la pureté de son vin et de ses alcools! Et un journal du matin a pu légitimement s'étonner, que certain cru, signalé par lui comme des plus dangereux, ait pu continuer à sévir sur la santé publique sans être inquiété !

« Ne sait-on pas en effet — écrivai-je ailleurs, en mon mémoire *Vin, Alcool, Hygiène,* du *Congrès des Vins, Spiritueux et Liqueurs de* 1900 — comment peut se fabriquer *scientifiquement* un vin *moyen* que déclarera bon, que doit déclarer conforme à la loi, le Laboratoire municipal! » Et comme une récente affaire, relevée depuis par un journal du matin, a prouvé que j'avais raison et, le plus fort, est que la loi[1] qui punit de travaux forcés la falsification des billets de banque et ne punit presque pas les fraudes alimentaires, est ici, paraît-il, totalement impuissante ! Mentionnons pour mémoire le coefficient individuel propre au chimiste et qui est même avec la plus parfaite conscience, comme en astronomie du reste, la cause de maintes erreurs, moins rectifiables que pour l'étude des astres ; maintes réactions chimiques s'apprécient en effet, par des changements de coloration, et selon l'œil plus ou moins coloriste ou éduqué, l'erreur fatalement commise est multipliée par des coefficients, de là des vins déclarés bons ou mauvais, avec la meilleure foi du monde, selon le chimiste qui les analyse. Mais le fraudeur, devenu très habile, sait maintenant mouiller son vin bien à point, y ajouter les substances voulues, les deux grammes de sulfate de potasse par litre notamment,... pour échapper au Laboratoire municipal et avoir une bonne moyenne. Il est même sûr ainsi de plaire mieux au client qui désire un vin uniforme, toujours semblable à lui-même, ce que ne réalise pas la nature, essentiellement changeante. Le mouillage des vins, basé sur le bénéfice trouvé sur les droits d'octroi, est donc très prospère à Paris. Ainsi, un hectolitre de vin à 15 degrés payait 15 fr. 65 et s'il devient deux hectolitres à 7º 1/2, il n'aurait encore payé que ses 15 fr. 65 comme un vin naturel de même degré, lequel, pour deux hectolitres se trouvera payer le double.

Aussi le docteur Lancereaux put attribuer, à l'hôpital, la cirrhose du foie à la consommation du vin et rien qu'à celle-ci, et le vin parut alors, à un grand nombre de médecins condamné sans appel. Mais si l'on réfléchit combien à Paris il est consommé plus de vin — combien plus qu'il n'en est entré ! — on trouve cela tout naturel. Il entre à Paris 5.600.000 hectolitres de vin, dont 7 à 800.000 hectolitres de vin de luxe seuls ne seraient pas mouillés et le reste, étendu de 1/5, 1/4, 1/3 et même 1/2 fournit environ 2 millions d'hectolitres en plus. Il y avait donc, par le fait des droits, un important vignoble parisien, bien coupable, au point de vue morbide, rien n'est plus facile à concéder. Dure-t-il encore ?

Les vins d'Espagne, d'Italie, de Grèce, de Sicile ou d'Asie Mineure, certains vins surplâtrés, très beaux à l'œil, voire alcoolisés d'avance, se prêtent admirablement à ces adultérations de négociants peu consciencieux, mais habiles.

Certes, la chimie est absolument impuissante à établir autre chose que des moyennes. Les lourds impôts frappant les produits naturels dans les villes, sont les meilleurs propagateurs et provocateurs des fraudes qui sévissent. Il est évident qu'un liquide naturel doit avoir des caractères spéciaux, vitaux, qui le différencient des produits adultérés. Ces caractères, infiniment petits, particuliers peut-être, n'étant pas encore connus, ne peuvent être utilisés, et on reste en présence du mal, de ses effets — sur lesquels je reviens — sans avoir à proprement parler de remède. Ceci me ramène à ces effets désastreux observés par tous les médecins, dans les hôpitaux de Paris, et dus en somme aux sophistications de toutes sortes sévissant à Paris sur le bon alcool et le bon vin, ou plutôt s'y substituant et à certaines consommations exagérées. L'ingestion en est, en outre, exagérée et intempestive, elle n'est possible que pour l'alcool à bas prix et adultéré.

Méfaits morbides, confondus avec l'alcoolisme.

Les malades observés en les hôpitaux de Paris, absorbent plus d'un litre et demi de vin par jour accompagnés de deux petits verres ou « apéritifs » et cette proportion est déjà le plus souvent nocive. La difficulté de fixer où commence l'alcoolisme variable d'un individu à l'autre, arrête même le docteur Jacquet, un combattant outrancier contre l'alcoolisme : « L'absolu seul, dit-il nous permettrait de trancher la question : l'alcool sous *toutes* ses formes est un poison ; si l'on en prend beaucoup, l'intoxication, *toutes choses égales d'ailleurs,* sera forte ; si l'on en prend modérément, peu, très peu, elle sera modérée, faible, très faible. » Mais ce rigorisme se heurterait à des obstacles insurmontables ; pour n'en citer qu'un, ce serait la condamnation du vin. Or, sans parler des difficultés d'ordre matériel, financier, agricole, politique... qu'on soulèverait violemment ainsi, il faut bien convenir que si le vin *naturel* est pour quelque chose dans les défauts de notre race, il est peut-être pour beaucoup dans ses qualités ; que dès lors, même au point de vue biologique, il y aurait injustice flagrante à en condamner sinon l'*abus,* du moins le raisonnable usage. Il faut, sans appel, condamner les doses massives de vin ou d'alcool, de mauvais alcool, ingérées quotidiennement par certains buveurs qui ont été ainsi conduits à l'hôpital ; il faut réprouver, honnir l'alcoolisme féminin et surtout l'alcoolisme infantile, deux fléaux qui progressent, contagionnent et dégénèrent la descendance. L'enquête faite dans les hôpitaux de Paris sur 4.744 malades, a révélé à M. Jacquet 1.405 alcoolisés, soit 29,61 0/0 et 1,57 0/0 de maladies *spéciales* — spéciales (?) la cirrhose, la folie... se contractent aussi autrement — à l'empoisonnement alcoolique, tels sur les 217 cas qui représentent cette proportion, 125 cas de gastrites ou de gastro-entérites, 21 de certaines affections du foie et des paralysies de même origine (?)

Il y a plus de fous (1), plus de criminels, plus de tuberculeux, semble-t-on crier avec raison ! Et les explications de se multiplier : plus de religion, disent les uns, donc plus de frein aux passions qui consument l'organisme. C'est parce qu'on ne savait point diagnostiquer autrefois la folie, la tuberculose,... disent les autres, et que les asiles et les moyens de répression, de contention ou de guérison manquaient, que les statistiques étaient peu ou point faites, que l'existence était laborieuse et mesurée... Quant aux crimes, ils étaient peut-être jadis plus... collectifs, mais plus nombreux, bien que les gazettes n'ent parlassent point ! Enfin,

(1) Le docteur L. Rogée, de Saint-Jean-d'Angély, m'écrit que dans le Bordelais les asiles d'aliénés ne renfermeraient qu'un alcoolique pour cent malades !

pour d'autres auteurs, l'alcoolisme est le péril national, et la France y tient la tête. Comme en politique ou en science, le « péril national » a plusieurs étiquettes, je demande au moins qu'on divise les dangers constatés selon les étiquettes, qu'on les fractionne... et ainsi tout le monde aura peut-être raison !

Voici les chiffres de Londres, du docteur J. Tatham, de 1890-1892, pour les sujets mâles employés au commerce des spiritueux :

	15 ans.	20 ans	25 ans.	35 ans	45 ans.	55 ans.	65 ans et au dessus
Sujets mâles exerçant une profession	100	100	100	100	100	100	100
Fabricants de malt . . .	84	37	63	90	88	115	143
Brasseurs	105	110	149	153	149	148	126
Aubergistes (patrons et employés)	94	135	207	197	171	144	101
Aubergistes, Londres . .	101	128	201	220	199	164	116
— Districts industriels	71	122	247	221	209	166	113
Aubergistes, Districts agricoles.	75	71	156	160	135	127	99

Pour des professions où l'intempérance est manifestement notoire, le même auteur anglais nous donne le tableau suivant :

Sujets mâles exerçant une profession.	ALCOOLISME et maladies du foie.	ALCOOLISME	MALADIES du foie	GOUTTE	MALADIES du système nerveux	SUICIDE	PHTISIE	MALADIES des organes urinaires.
	100	100	100	100	100	100	100	100
Cochers	153	215	122	300	100	143	124	132
Marchands ambulants.	163	277	107	150	170	100	239	171
Porteurs de charbon	165	223	137	»	120	50	116	122
Marchands de poisson	168	215	144	150	109	150	86	120
Musiciens ambulants.	168	223	141	450	135	164	174	141
Coiffeurs.	175	269	130	400	109	250	149	78
Ouvriers des docks.	193	400	96	150	139	157	176	166
Ramoneurs. . . .	200	454	78	»	100	221	141	144
Bouchers.	228	269	207	300	128	164	105	117
Brasseurs	250	315	219	500	152	121	148	190
Garçons de cabaret	420	815	230	550	132	179	257	188
Cabaretiers. . . .	733	703	744	600	195	229	140	220

En chiffres *absolus*, on a les nombres suivants pour les hommes :

Alcoolisme	3.866
Maladies du foie	11.263
Goutte	1.486
Maladies du système nerveux	58.950
Suicides	5.381
Phtisie	69.057
Maladies des organes urinaires, reins	22.535
Total	172.738

Voici d'autres « comparatives mortality figures » pour l'ensemble des causes morbides :

Cultivateurs	506
Clergymen	533
Maîtres d'école	604
Fabricants de malt	884
Sujets mâles exerçant une profession (chiffre global)	953
Manouvriers (en bloc)	1.221
Charretiers, voituriers	1.284
Cabaretiers (districts agricoles)	1.348
Manouvriers (Londres)	1.413
Brasseurs	1.427
Manouvriers (districts industriels)	1.509
Porteurs de charbon	1.528
Cabaretiers (Londres)	1.685
Ouvriers des docks	1.829
Cabaretiers (districts industriels)	2.030

L'auteur essaie, on le voit, de faire ressortir l'influence de l'alcool, il est évident que dans les districts industriels, il s'en consomme plus qu'ailleurs, il s'en consomme trop évidemment, mais ces tableaux sont cependant critiquables.

Finissons ces tableaux d'Outre-Manche par trois autres :

1° Quelques « chiffres mortuaires comparatifs » pour le cancer :

Clergymen	35
Cultivateurs	36
Chiffre global	*44*
Manouvriers (Londres)	58
Cabaretiers (districts industriels)	58
Garçons d'auberge (districts industriels)	67
Cabaretiers (Londres)	70
Garçons de cabaret (Londres)	70
Brasseurs	70

2° Pour la phtisie, qui a fait périr 69.057 sujets mâles au dessus de quinze ans, pendant la période 1890-1892, l'échelle comparative :

Clergymen	67
Cultivateurs	79
Médecins	105
Maîtres d'écoles	111
Pêcheurs	114
Chiffre global	*185*
Cabaretiers (districts industriels)	314
Musiciens ambulants	322
Ouvriers des docks	325
Garçons de cabaret (districts agricoles)	352
— — (districts industriels)	357

Manouvriers (Londres). 384
Marchands ambulants. 443
Cabaretiers (Londres) 448
Garçons de cabaret (Londres) 607

Ce tableau ne met pas encore à nu — dit le docteur Jacquet qui le cite — l'action phtisiogène de l'alcool ; il faut le rapprocher d'un autre, nous montrant par groupe d'âges la mortalité moyenne de quelques-unes des professions ci-dessus, choisies parmi les extrêmes :

	AGES						
PROFESSIONS	15 ans.	20 ans.	25 ans.	35 ans.	45 ans.	55 ans	65 ans et au delà.
Proport. p. 1000.							
Sujets mâles dans leur ensemble..	4.14	5.55	7.67	13.01	21.37	39.01	103.56
Sujets mâles exerçant une profession.	2.55	5.07	7.29	12.48	20.66	36.66	102.32
Clergé.	»	4.86	4.24	5.18	10.52	25.35	83.60
Cultivateurs .	1.30	2.40	4.29	7.03	11.20	23.29	87.81
Médecins . . .	»	5.77	6.69	14.92	21.04	34.16	112.40
Manouvriers .	2.79	5.93	9.64	16.85	27.70	42.43	116.03
Garçons de cabaret (districts agricoles).	2.18	2.57	15.68	18.74	38.14	33.00	65.57
Garçons de cabaret (districts industriels). .	1.79	4.69	14.74	28.41	31.82	41.46	67.71
Garçons de cabaret (Londres) ,	2.48	6.46	15.46	32.62	43.83	58.73	107.91

Les professions les plus alcoolisées et les plus ravagées par la phtisie seraient justement celles qui exigent une sélection *de vigueur*, comme le prouve la faiblesse de leur mortalité moyenne annuelle aux premiers groupes d'âge. Aux derniers groupes, la vitalité extrême des survivants justifierait leur faible mortalité.

Pour Paris, M. Jacquet, qui nous donne les tableaux précédents, note simplement qu'on y voit augmenter les cirrhoses du foie, les néphrites,... et surtout la quantité d'alcool absorbé, aussi bien dans les hôpitaux (de 24.277 litres de rhum en 1888 à 35.790 en 1898, en passant par 43.088 en 1894) que dans la ville en général et que chaque habitant y consommé par tête environ 27 lit. 02 (en 1898), d'alcool absolu à 100° et par an, pour une population de 2.536 834 habitants.

Le docteur Baratier indique ces chiffres de décès tuberculeux, selon les âges des individus et les population des villes :

Pour 100 décès parisiens de 1 à 20 ans : 39,2 ; de 20 à 40 ans, 60,2 ; de 40 à 60 ans, 30,5 ; de 60 ans et au dessus, 3,3, pour un total de 12,314 sur 46,988 décès, en 1899.

Ainsi, de 20 à 40 ans, ce n'est pas le quart, mais les *deux tiers* des décès qu'il faut enregistrer du fait de la tuberculose !

Dans les autres grandes villes la proportion est aussi effrayante.

Villes de plus de 50.000 habitants, 41,3 pour 10.000.

—	10.000 à 50.000	—	30,1	—
—	5.000 à 10.000	—	26,7	—
—	moins de 5.000	—	24.5	—

et dans les petites villes, dans les villages, dans les hameaux, la proportion est la même.

« C'est surtout, dit le docteur Baratier, dans les classes pauvres, dans les centres populeux, que la tuberculose exerce ses ravages avec le plus d'âpreté; elle est *quatre fois* plus fréquente chez les malheureux que chez les riches, et cette mortalité plus intense en faveur des déshérités du sort prouve, également une fois de plus, que là, plus qu'ailleurs, le manque d'hygiène, la promiscuité, les privations, la contagion dans des habitations insalubres et surpeuplées, et l'absence de soins opportuns, sont les auxiliaires les plus directs de l'évolution de la phtisie ; *sur un corps délabré, sur un organisme affaibli par la misère, sur un individu préparé de longue date aux déchéances physiques*, la tuberculose, quelle qu'elle soit, trouve un terrain éminemment favorable à un ensemencement, à une évolution rapide de ses germes, et elle marche avec une allure souvent vertigineuse, activée encore davantage dans son développement morbide par son inéluctable excitant : *l'alcool.*

« Certes, on s'alcoolise autant, *sinon plus*, dans les classes riches que dans les milieux pauvres; l'alcoolisme est aussi intense, *sinon plus*, en haut de l'échelle sociale qu'à ses premiers échelons, mais tandis que chez les uns cet alcoolisme est compensé, du moins pour un temps, par une nourriture saine et abondante, par une hygiène relativement bonne, par des soins opportuns et spéciaux ; chez les autres, il agit avec toute son énergie, parce que rien ne vient entraver ni retarder son action nocive. Tandis que le riche s'alcoolise avec des boissons de choix, avec des breuvages de marque, le malheureux s'alcoolise avec du troix-six, avec des produits frelatés, avec des liquides toxiques et au rabais !... »

Tuberculose et Cabaretiers.

En Angleterre comme en France, les professions les plus misérables, et surtout, d'après les tableaux qui précèdent, *les plus confinées,* payent le tribut morbide plus grand. Il semble, dans les chiffres anglais, y avoir une exception apparente pour les garçons cabaretiers et les cabaretiers eux-mêmes, ces derniers encore plus frappés. Mais c'est ne pas connaître la profession, le labeur des débitants, que de supposer que ce métier exige peu de force et remplit les conditions de salubrité voulues ; c'est ignorer l'existence de ces malheureux. Levés à 5 heures du matin, couchés, mal couchés souvent en des chambres étroites, à minuit ou 1 heure du matin, ils sont debout ou à peu près toute la journée, mangeant rapidement, en hâte sur un coin de table, non assis parfois ; il ne s'agit pas d'un labeur continu, soit, et encore cela dépend de l'achalandage des débits, mais d'une présence cependant fatigante, car la station verticale prolongée, l'orthostatisme — et depuis maintes années, j'en ai signalé les désordres morbides pour les vendeurs et vendeuses de grands magasins — est très pénible. Ajoutez la longue durée de cette station, le lieu enfumé, nicotiné de tabacs variés, saturé de gaz, d'haleines méphitiques — et les plus propres et les plus sains d'entre nous exhalent un « poison pulmonaire » (Brown-Séquard) — de poussières dues au sol, à la suie, aux crachats ou jets de salives variés qui souillent les parquets, de vapeurs alcooliques qui s'ajoutent à celles de la consommation personnelle en des verres salés lavés en la même eau et non séchés à l'étuve ainsi que je le réclame depuis longtemps (*Société Française d'Hygiène*, 10 avril 1896), à l'air empuanti par des respirations souillées, contaminées, tuberculisées, malpropres à tous points de vue souvent ; et si l'on examine la question sans parti-pris, voire, même sans être, il s'en faut, bactériologiste à outrance et ne voir que la petite bête, on ne peut nier que ces conditions hygiéniques déplorables n'ajoutent leurs méfaits à ceux de l'alcool et ne peuvent, même sans eux, produire facilement la tuberculose. Et répétons-le encore, la misère des consommateurs due aux chômages, aux crises industrielles, à la paresse... font en outre leurs ravages en délabrant l'estomac, l'organisme... encore plus sensible alors à l'action néfaste de l'alcool pris à jeun. Pour le laborieux, l'ouvrier aisé, la station au cabaret est courte et ne comporte pas ces dangers.

Pour nous, les maladies signalées tiennent plus aux conditions déplorables de l'existence, de ceux qui en sont le terrain propice, facile à contagionner, qu'à l'ingestion alcoolique elle-même !

Veut-on des preuves frappantes, indéniables, de la contagion tuberculeuse pulmonaire dans les espaces clos où vivent, où évoluent les phtisiques, comme le sont, d'ailleurs, avec un air plus malsain encore, les cabarets. C'est la mortalité grande des infirmiers de nos hôpitaux. C'est encore — d'après le docteur Cornet, de Berlin, cité récemment par le docteur Thoinot à une conférence aux « Dames Françaises » — la mortalité énorme par phtisie pulmonaire dans les ordres religieux adonnés aux soins des malades en Prusse ; l'enquête a révélé que sur un personnel de 5.470 religieuses, les deux tiers — les deux tiers, je répète — disparaissent, enlevés par phtisie pulmonaire ! L'air et la lumière solaire sont les ennemis du microbe, du virus, du germe tuberculeux ; et comme le malheureux aubergiste est en présence du mal sans pouvoir ou vouloir recourir au remède, nul étonnement à ce qu'il succombe ! Si les cabaretiers succombent davantage que leurs employés, croit-on que c'est la consommation obligatoire plus grande qui en soit le seul élément ? pas du tout.. C'est que les patrons, plus soucieux de leurs propres intérêts et pour cause, ne sortent que peu ou point de chez eux, sont plus enfermés que leurs employés, et par suite plus soumis à ces néfastes respirations d'air confiné et souillé que j'ai signalées. Nul contrepoison à cette intoxication respiratoire, pour qui ne respire pas au dehors, ne sort point, ne fait pas d'exercice à l'air libre. Il y a là tous les éléments voulus pour une maladie de l'appareil respiratoire au premier chef, la phtisie, et je doute fort que, même sans con-

sommation d'alcool, beaucoup d'individus, ainsi forcés
à vivre, y résistent.

Est-ce à dire — et les ennemis de *l'usage* de l'alcool
ne manqueront pas de me le faire dire — qu'il faille
plaindre les marchands de vin, les restaurateurs, les
garçons de café ou de restaurant... ces électeurs influents
qui empêchent, dit-on, les lois prohibitives de l'alcool ?
Evidemment non. Je trouve que chacun embrasse la
profession qui lui plaît, à ses risques et périls, et qu'il
doit rester libre de le faire.

Les cuisiniers parisiens vivent plus mal encore, en
d'étroites cuisines, la face au feu, le dos aux intem-
péries, tourmentés par la soif, la chaleur et le froid,
et, même ne boiraient-ils pas, qu'ils fourniraient encore
un bon contingent de tuberculeux.

Les *cochers* fournissent de même beaucoup de
victimes à l'alcoolisme. C'est toujours un tort d'être
alcoolique, c'est entendu, mais quoique les cochers
respirent, trop du reste, croit-on que l'abus de l'alcool
soit seul cause de leur mortalité ? Ne sont-ils pas soumis
au froid, à la neige, à la pluie, au vent, immobiles de
longues heures sur leur siège, parfois vingt heures par
jour, quand il s'agit de rapporter au loueur et à la
famille l'argent nécessaire. Ce n'est pas, il me semble,
une profession bien hygiénique non plus que celle-là !

La consommation et la mort sont plus grandes dans
les cités industrielles qu'ailleurs, mais les raisons n'en
sont-elles pas identiques : plus mauvaise hygiène, respiration d'air confiné ou souillé par un air industriel
ou méphitique, dépourvu d'ozone et de ses éléments

vitaux, puis sommeil dans des locaux étroits, endroits encombrés par une famille nombreuse.

Ce qui reste certain, c'est qu'il n'existe pas encore ce que l'on appelle la *lésion spécifique*, caractéristique indiscutablement de l'alcoolisme, non pas que ce *fléau*... j'y insiste, ne cause pas de troubles morbides, mais ceux-ci appartiennent à la pathologie générale à causes multiples, aussi, est-il bien difficile, pour ne pas dire impossible, de distinguer la pathologie de l'alcoolisme dans les perturbations de la santé publique !

Natalité et alcoolisme.

On a dit encore que les naissances étaient moindres en France que dans les autres pays et que cela tenait à ce que notre beau pays était plus alcoolique que les autres. Ce dernier point serait-il démontré que la conclusion déduite ne s'imposerait pas forcément ; j'ajouterai, et je le vais justifier, au contraire ! J'ai été vice-président, en 1893, d'un Congrès contre la dépopulation française, c'est dire que j'ai étudié la question, elle dépend de maintes causes où l'alcoolisme est absolument étranger : les variations législatives dans les successions, la pénétration du bien-être dans les plus petites classes, le service militaire obligatoire pour tous, l'enseignement des fraudes ou néo-malthusianisme... Alors, l'individu réfléchit et élude. Si au contraire, il s'agit d'un alcoolique, surtout d'un alcoolique du quatrième état comme on l'appelle, où l'ivresse double souvent l'alcoolisme, il n'y a nulle réflexion et par suite nulle fraude. L'alcoolique a donc plutôt et plus d'enfants que l'individu sobre, voilà la vérité. Que ses enfants soient malsains, chétifs — encore que l'hérédité n'ait rien d'inéluctable — c'est entendu, mais il en a, et attribuer l'impuissance et l'absence d'enfants à l'alcoolisme est un non-sens et une erreur que la vérité nous oblige à rectifier et à combattre.

Des Intoxications par adultérations.

L'alcoolisme — la consommation massive — est un fléau. — Il faut combattre, — nous le répétons pour qu'il n'y ait pas d'équivoque — par tous les moyens, *l'abus de l'alcool.* Il faut aussi et surtout en combattre la mauvaise qualité, l'introduction d'essences artificielles et néfastes qui rendent alors, même très nocif, l'usage très modéré de l'alcool.

Le *kirsch*, théoriquement obtenu par la distillation du suc fermenté des fruits du merisier ou cerisier sauvage, contient parfois par litre jusqu'à vingt-deux centigrammes d'acide prussique produit par la macération de feuilles ou fleurs de pêcher ou de laurier cerise dans de l'alcool de grains ou de fécule ; l'eau distillée de laurier cerise et des essences de noyaux donnent aussi un kirsch commercial ; l'essence de mirbane ou nitro-benzine sert aussi au même usage.

Le *cidre*, qui, comme la bière, est la boisson courante de certaines régions, n'échappe pas à l'addition d'eau, d'alcool et de matières colorantes ou sucrées, houblon, raisin, betterave et souvent aussi mélasse, miel ou glucose, par la chaux, la soude, les cendres,

la craie ajoutées pour le saturer quand il est aigre ;
par la litharge, la céruse ou l'acétate de plomb lorsqu'on veut le clarifier tout en l'adoucissant. Le caramel, le coquelicot, la cochenille, inoffensifs, le colorent
parfois. Le vinaigre, la cassonnade, l'acide salicylique,
les sulfates, la cassonnade, le glucose, servent aussi à
sa fabrication.

Pour *clarifier* les liqueurs de mauvaise qualité avec
de l'acétate de plomb ; on remplace dans certaines les
parcelles d'or qu'on y mettait, par du chrysocale que
l'on est arrivé à battre presque aussi mince que
de l'or.

L'alcool lui-même est souvent extrait du bois, de la
paille, et de maintes autres substances qui s'étonnent
de se voir en cette galère ; on enlève l'odeur et la couleur du bleu de méthylène pour rendre buvable de
l'alcool mauvais goût et toxique. On rectifie peu ou
point les alcools de la consommation ; on les ajoute au
vin, à la bière, aux liqueurs... La saveur, le mordant
sont donnés par l'addition de substances âcres : le
poivre ordinaire, le poivre long, des poudres ou extraits
de gingembre, de pyrèthre, de stramoine, d'ivraie,
d'alun et de laurier cerise. La coloration artificielle est obtenue par du caramel, du brou de noix,
du cachou ; c'est là d'ailleurs une *sauce* variable avec
chaque fabricant et qui donne ainsi de la couleur et du
bouquet. Ce dernier s'obtient encore avec de l'acide
sulfurique, de l'ammoniaque libre ou combiné (acétate);
du savon blanc, du mucilage de gomme adragante.

Falsification de la Bière.

Cette boisson, hygiénique en certains pays, peut être une décoction salée ou alcoolisée, sucrée, glycérinée, saccharosée de sirop de fécule de riz, de maïs, de pommes de terre, de têtes de plantes vénéneuses : de pavot, de sureau, de colchique, de garou, de gingembre, de graines de paradis, d'ivraie, de jusquiame, de piment des jardins, de pyrèthre, de belladone, de datura stramonium ; des baies de genièvre, des clous de girofle, des fleurs de tilleul l'aromatisent ; enfin le houblon, substance la plus coûteuse, est remplacée par d'autres végétaux amers, absinthe, aloès, écorce de buis, chardon béni, coloquinte, coque du Levant, fiel de bœuf, gentiane, germandée, lichen amer, ményanthe ou trèfle d'eau, uracé, écorces de saule ou de tan, feuilles de noyer, noix vomique, petite centaurée, quassia amara, acide picrique... On donne ensuite à ces affreuses mixtures la consistance mucilagineuse, la saveur piquante et la coloration brune qui leur manquent, en y versant de l'eau de chaux, puis en y faisant cuire des dépouilles de veau, de cheval, de mouton, ou bien différents débris gélatineux ou invendables de la boucherie. Tout cela fermente quelques jours et prend la couleur et la saveur de la bière. On y ajoute enfin un peu d'eau-de-vie de grains, de la chaux et une substance amère quelconque. Au lieu d'apaiser la soif comme la bière houblonnée et d'aider à la digestion, ces liquides frelatés augmentent le besoin de boire et perturbe l'appareil digestif.

Il paraît, dit la *Semaine médicale* de décembre 1900, que, depuis quelque temps, l'industrie de la brasserie a, dans certains pays, substitué le glucose et le sucre interverti à la maltose dans la fabrication de la bière, tant dans un but économique que pour rendre cette boisson plus brillante et plus stable. Or, dans la préparation du glucose et du sucre interverti dont se servent les brasseurs, l'acide sulfurique joue un grand rôle. Si cet acide n'est pas chimiquement pur — et il ne l'est pour ainsi jamais — les produits dans la fabrication desquels il intervient contiennent une partie des impuretés qu'il renferme lui-même. Et c'est ce qui vient d'être constaté en Angleterre pour les bières fabriquées à Manchester et à Salford où l'on s'est servi de sucre provenant d'une fabrique qui, pour préparer ce produit, emploie de l'acide sulfurique obtenu au moyen de pyrites de fer contenant une certaine proportion d'arsenic. Cette sucrerie fournit ses produits à plus de 200 brasseries réparties dans plusieurs centres importants parmi lesquels Manchester et Salford.

A quelle époque ont eu lieu les premiers accidents chez les personnes faisant usage des bières fabriquées dans ces deux villes, c'est ce qu'il est difficile de déterminer, car, depuis longtemps, on avait observé dans la région des séries de cas de névrites périphériques que l'on mettait sur le compte de l'alcoolisme. Quoi qu'il en soit, dans le courant du mois de novembre dernier, on a commencé à s'apercevoir que le nombre des malades de ce genre augmentait de semaine en semaine et même de jour en jour, et une enquête faite par M. E. S. Reynolds, médecin de l'Infirmerie Royale de Manchester, a fait voir que tous les sujets atteints faisaient usage de bière comme boisson. Les symptômes qu'ils présentaient laissaient soupçonner un empoisonnement par l'arsenic, et, une fois l'origine de l'intoxication connue, il n'y avait plus qu'à soumettre à l'analyse la bière incriminée. C'est ce qui a été fait; on y a trouvé une certaine proportion d'arsenic. L'analyse de tous les produits qui servent à la fabrication de la bière est venue ensuite démontrer que cet arsenic provenait, comme nous l'avons déjà dit, de l'emploi de sucres fabriqués au moyen d'acide sulfurique produit avec certaines pyrites de fer.

On ne peut préciser le nombre des malades, mais on les compte par milliers aussi bien à Manchester qu'à Salford et dans les environs. D'après certains renseignements, le nord-ouest et le centre de l'Angleterre seraient plus ou moins atteints, la fabrique de sucre ayant fourni ses produits dans ces régions. Quant à la mortalité, elle serait assez élevée.

Et maintenant, on peut se demander si ce n'est que pour la bière que l'on s'est servi du glucose et du sucre interverti en question. Il semblerait que les produits toxiques aient été aussi dans le commerce, et que le peuple, qui achète volontiers des denrées à bon marché, en ait fait usage aux lieu et place du sucre de canne. On a observé, en effet, quelques malades qui ont déclaré prendre surtout des boissons sucrées.

Falsifications du Vin.

Le vin naturel, liquide vivant par excellence, est le plus souvent — adultération la plus simple — *mouillée*, c'est-à-dire additionnée d'une eau quelconque, non filtrée, ni stérilisée pouvant contenir, selon les bactériologistes, des éléments de fièvre typhoïde ou d'autres bactéries pathogènes ainsi introduites en l'organisme humain et qui, chez un individu débile, fatigué, pourront aider à l'éclosion ou à l'évolution d'une maladie déterminée.

Le vin est naturellement formé d'eau, d'alcool de vin ou éthylique, d'alcools, d'éthers, d'huiles essentielles, d'aldéhydes, de sucres, de matières colorantes, grasses, azotées; de tannin, de sels variés, de tartrates, d'acétates, succinates, acétates, propionates, butyrates, lactates, citrates, malates, sulfates, azotates, phosphates, silicates, chlorures, bromures, iodures, fluorures ; des acides libres qui peuvent entrer dans ces sels ; de bases, potasse, alumine, soude, chaux, magnésie, oxyde de fer, ammoniaque... Cette variété énorme dans la composition du vin, selon les crus, laisse le champ libre aux fraudes plus variées encore ! Les vins, de leur côté, s'altèrent facilement, sont soumis à diverses maladies dues à des ferments s'y développant dans des conditions déterminées, et on essaie cependant d'écouler dans le commerce ces vins altérés et qui souvent encore, par les voyages, le séjour dans des barriques de bois particulier ou dans les bouteilles, au contact des bouchons deviennent, s'ils ne l'étaient, ou achèvent de devenir imbuvables, aussi certaines fraudes consistent à masquer ces défauts et à les faire consommer. Et puisque nous nous occupons de la santé, que nous voulons éliminer des méfaits attribués au vin ou à l'alcool naturels ceux qui ne leur reviennent pas — et combien nombreux — il nous faut mentionner pour le vin si nécessaire, si consommé, un peu plus longuement que nous ne l'avons fait pour les autres boissons, les adultérations principales et leurs dangers.

Le plomb peut se trouver dans le vin, soit parce qu'on l'y ajoute pour en corriger l'acidité à l'état d'oxyde (litharge), de carbonate (céruse), d'acétate... ; soit, plus souvent, parce que le vin a coulé sur des comptoirs formés d'alliages contenant du plomb, parce que des grains de plomb du rinçage sont restés dans les bouteilles, parce qu'on s'est servi de pompes ayant des tuyaux en plomb... Le plomb est éminemment toxique et celui du vin est souvent la cause d'accidents d'intoxication saturnine grave, coliques, paralysies diverses...; le médecin, quand il ne s'agit pas de peintres en bâtiments, de typographes, tenant par habitude dans leur bouche les caractères en plomb, doit penser alors au vin comme œuvre d'empoisonnement. Si ce liquide nourricier était contenu dans des vases en plomb, mesuré dans des récipients dits d'étain, mais trop fréquemment plombifères, il se produirait des accidents analogues.

Il m'a été donné d'en constater à la campagne pour du cidre qu'un fermier, un de mes camarades de collège, faisait verser l'après-midi dans des mesures en étain pour ses moissonneurs qui le trouvaient lors de leur rentrée. Ce cidre séjournait parfois une ou deux heures dans ces mesures. Au bout de quelques jours, huit ouvriers tombent malades, l'un meurt ; le médecin du pays déclare bientôt que ces moissonneurs sont intoxiqués par le plomb. Grande rumeur, on fait analyser au laboratoire de la station agronomique de l'Aisne, à Laon, tous les aliments, pain, vin... on ne trouve rien. On pense soudain au cidre de l'après-midi, rien non plus. Enfin les mesures dans lesquelles on le versait, sont également analysées, et M. Gaillot, le chimiste, directeur de la station, trouve dans ces vases dits en étain, 68 0/0 de plomb. Un mois environ après la guérison, je trouvai sur les sept survivants le liseré gingival et le déchaussement des dents caractéristique. Je communiquai ces faits à l'Académie de médecine, qui s'en occupa dans ses séances des 6 août et 11 septembre 1894, et M. Riche, l'éminent rapporteur, donna connaissance d'un certain nombre de faits analogues où le cidre et le vin avaient, par leur séjour dans de pareils vases, été cause d'accidents semblables. Des esprits superficiels accuseraient le vin, mettraient à son... passif, ces intoxications qui en sont absolument indépendants et qu'il faut donc connaître pour qu'il y soit victorieusement répondu et surtout afin d'en éviter la production.

Le *cuivre* et le *zinc* peuvent être contenus dans le vin pour les mêmes raisons que s'y peut trouver le plomb, mais ces métaux sont beaucoup moins dangereux que le précédent.

4

Voilà pour les méfaits du vin, involontaires quant à son producteur et à ses vendeurs, les autres dépendent absolument de ces personnes et combien nombreux, hélas ! la science du chimiste, au lieu d'être une arme de vie et de progrès, est devenue un élément de morbidité et de mortalité.

Les vins sont parfois, pour leur conservation, *soufrés* et gardent ainsi de l'acide sulfureux, susceptible — dit-on — d'occasionner des maux de tête. Ils peuvent être encore *coupés*, additionnés, quand ils sont dégénérés ou ont mauvais goût, d'autres vins, meilleurs, quoique la loi interdise de vendre comme vin rouge pur et non coupé, un mélange de vin rouge et de vin blanc.

Les Romains connaissaient déjà les falsifications devenues nombreuses — oh combien ! — du vin, qui sont les additions d'eau, de cidre ou de poiré, d'alcool, de sucre, de mélasse, des acides tartrique, acétique, salicylique, tannique ; de l'acide sulfurique, de la craie, du plâtre, de l'alun, du sulfate de fer ; des carbonates de potasse et de soude, de chlorure de sodium ; des matières colorantes étrangères ; de la glycérine, des amandes amères ou des feuilles de laurier-cerise pour donner un goût de noisette...

On fabrique aussi de toutes pièces du vin ; scientifiquement, on arrive de l'acétylène obtenu dans l'œuf électrique à faire l'éthylène, le carbure d'hydrogène de l'alcool éthylique qui, au contact de l'acide sulfurique, devient de l'alcool éthylique ; ce procédé est encore trop dispendieux pour être pratique ; mais des alcools inférieurs et des procédés chimiques déterminés permettent de vendre un liquide mort, inerte, au lieu du jus de la treille, si bienfaisant à doses modérées. La chimie copie la nature, mais ne la reproduit pas, quoi qu'on en dise ; elle fait des corps isomères et analogues, mais non identiques. Par voie synthétique, on peut donc imiter la fermentation du suc de raisin avec des eaux fermentées sur des corps sucrés tels que sirops de fécule, fruits secs, sucre brut... ou sur des baies de genièvre, des semences de coriandre, du pain de seigle sortant du four et coupé par morceaux. La fermentation terminée, on tire au clair et si la coloration est insuffisante, on ajoute une infusion de betteraves rouges ou du fruit de la myrtille. On a essayé également de faire du vin de betterave rouge, mais en dehors de la saveur du vin naturel qui y manque, il s'y trouve de l'aldéhyde et des alcools propylique, butylique et amyblique à propriétés malfaisantes (Rabuteau, Dujardin-Beaumetz et Audigé). Les vins de raisin sec, les vins fabriqués avec de l'eau, du vinaigre, du bois de campêche et 1/10e de gros vin du Midi, ont également circulé.

L'alcoolisation avec de mauvais, voire de bons alcools, est une pratique néfaste pour la santé ; cet alcool introduit se mélange, mais ne se combine pas au vin dont il détruit au contraire les propriétés naturelles. Mais c'est surtout la coloration artificielle des vins qui exige l'introduction de substances éminemment toxiques et dangereuses en général. Les matières tinctoriales les plus employées sont les baies d'hièble et le sureau, les baies de myrtille, de phytolacca, les bois de Brésil et de Campêche ; le jus de betterave, la rose trémière, la cochenille ammoniacale, la fuchsine ou rouge d'aniline, l'indigo...

Toutes les couleurs d'aniline sont toxiques, donnant des vertiges, des sueurs profuses avec refroidissement général du corps, de la face, des lèvres, des doigts ; il y a de la cyanose surtout aux lèvres et aux doigts bleuis ; la respiration est haletante. Le vin n'en contient certes pas — je parle bien entendu du vin falsifié — de manière à produire ces symptômes d'intoxication aiguë, mais je suis sûr que bien des signes morbides attribués à l'alcoolisme sont dus à l'absorption continue et abondante de vin fuchsiné.

A ces falsifications des boissons devenues si fréquentes s'ajoutent celles des aliments, et à elles, il faut attribuer, il est bon de le répéter, maintes affections de l'appareil digestif. La science et la loi ne sont même pas d'accord sur la toxicité de certaines substances, ainsi l'acide borique vénéneux peut être ajouté au beurre sans infraction légale, alors qu'il n'en est pas de même pour la saine margarine... Il faut donc des lois, mais des lois bien faites et n'ayant pas simplement la prétention d'empêcher les fraudes, mais les empêchant bien réellement. Les éléments falsifiés sont encore plus dangereux que les boissons plus faciles à éliminer par les reins, et le jour où ces adultérations disparaîtraient, il en serait de même de maints troubles morbides prétendus alcooliques.

DEUXIÈME PARTIE

LA LUTTE CONTRE L'ALCOOLISME.
IMPOTS ET RÉGLEMENTATIONS ?

Le monopole de l'alcool par l'État a été préconisé comme le meilleur remède contre l'alcoolisme. Singulière idée de faire l'État mastroquet et certes, si l'on en juge par son tabac, ses allumettes, il n'aurait pas le monopole de bons produits ; il serait à craindre que la chimie officielle, dont nous menacent humoristiquement les chimistes actuels, poursuive bientôt comme adultérations les produits naturels qui seraient substitués aux produits artificiels de laboratoires ! Pour ceux-ci déjà, des faits scandaleux et récents l'ont démontré à Paris : des vins moyens, fabriqués au vu et au su de tout le monde, ne peuvent, paraît-il, être empêchés.

L'État monopoleux ferait vraisemblablement de même, aussi le prétexte hygiénique... n'est qu'un prétexte ; c'est ce qu'a bien compris la *Société Fran-*

çaise d'Hygiène, à la suite des exposés de MM. de Piétra Santa, Foveau de Courmelles, en repoussant unanimement, à sa séance du 11 décembre 1896, le monopole de l'État ! Les augmentations d'impôts qui se réclament de l'hygiène, s'en font un masque, car elles ne diminueront nullement la consommation, mais au contraire sont un encouragement de plus pour les fraudeurs !

La réglementation, les monopoles n'entrent que trop dans nos mœurs, ils n'enrayent nullement les abus, ni la consommation alcoolique qui augmente avec les droits ! Le savant qui trouve un moyen facile et rapide de déceler une fraude, une cause d'intoxication, fait plus pour la société que toutes les lois possibles. Voit-on dans ces divers projets signalés les fraudes et les moyens de les combattre, ou les dangers des excès de consommation ! Songe-t-on surtout à empêcher, comme cela se pratique en certains pays pour les ouvriers agricoles, comme y sont souvent obligés les marins-pêcheurs, en échange de travail ou de poissons, l'obligation forcée d'accepter de l'alcool en paiement ? Non, le monopole rapporterait à l'État un demi-milliard par an, l'argument est suffisant. Qu'importe le reste ! On insinue bien que l'État sera honnête, que les fonctionnaires veilleront. Et le voilà bien le danger social ! On accuse l'alcool d'empêcher de procréer des enfants — l'inverse est plutôt vrai — alors que le fonctionnarisme envahissant est la vraie, une des vraies causes de la diminution des naissances. Comment veut-on que cette nuée d'agents gouvernementaux, sauterelles publiques, dévorant tout et n'ayant, vu leur nombre, que bien peu pour chacun ; comment veut-on, dis-je, qu'ils songent à faire des enfants. Ils veulent un certain luxe, ont des besoins plus grands que l'ouvrier, de là aussi, les tripotages, les dessous financiers surtout connus en France par la presse, mais que n'ignorent pas non plus nos voisins pénétrés eux aussi par la plaie du fonctionnarisme.

Sans avoir besoin des enseignements actuels de l'école néo-malthusienne (P. Robin), les employés de l'État limitent volontairement leur descendance. A ce propos, on affirme même que le meilleur moyen de supprimer les fonctions serait de les rendre héréditaires. Ils ne sont pas les seuls dans ce cas, mais ils sont les plus nombreux, certes ; l'ouvrier qui boit du vin et de l'alcool réfléchit moins et a encore de nombreux enfants.

Les ligues de tempérance.

Faut-il pour cela laisser le flot envahissant de l'alcoolisme tout submerger ? Non, mille fois non ! Il y a des moyens d'actions que l'on emploie depuis quelques années et qui agissent. Les dangers de la consommation exagérée du vin ou de l'alcool et les poisons qu'on y introduit trop fréquemment sont indéniables et mortels. Il faut les démontrer, les enseigner, *apprendre les gens du peuple et les autres à être tempérants* !

N'est-ce rien que cela ? Le journal, le livre... agissent dans le même sens. Il y a plus de trente ans, alors qu'on ne parlait pas encore de sociétés de tempérance, il existait un petit livre à dix centimes, universellement répandu, signé Ad. Rion, et qui signalait les dangers de l'alcoolisme et du nicotinisme... Depuis, les impôts sur l'alcool et le tabac, l'ingérence de l'État dans la production de ces substances se sont manifestées davantage, on a fait une loi contre l'ivresse... et la consommation a augmenté, et ce qui pis est, de mauvais produits, exclusivement fabriqués pour esquiver l'impôt, alors qu'ils coûtent aussi cher ainsi que pris au lieu de production, sans l'impôt !

Aujourd'hui, les sociétés de tempérance — on sait ce qu'en vaut l'aune ! — font une campagne acharnée. Il y a des ligues, des congrès antialcooliques. Ces sociétés ont des bureaux, présidents, vice-présidents, secrétaires... On y parle beaucoup entre soi, entre convertis ou feignant de l'être . Et le flot de l'alcoolisme monte toujours !

Limitation des débits.

Les cabarets se touchent et se ressemblent. On parle d'en limiter le nombre. Un ministre de la guerre l'a fait pour l'armée en 1899 et tout le monde d'y applaudir et sans réserve. On n'est pas militaire pour être libre, ni riche, « chacun sait cela ! » Et puis, là, il y avait réellement trop de tendances à la consommation exagérée, l'oisiveté trop grande, l'amour-propre ridicule et faussé des jeunes gens entre eux les « sous-offs » poussant à boire... Il se contractait effectivement à la caserne assez d'habitudes néfastes, paresse, alcoolisme... causes du dépeuplement des campagnes, pour que l'attention gouvernementale justement éveillée ait pris pour une fois une sage mesure ! Il s'y faisait pour beaucoup de soldats, — et nulle pensée pour moi d'offenser l'armée que comme tout bon Français je reconnais respectable et nécessaire jusqu'à ce que l'arbitrage international soit universellement adopté — un apprentissage de futur alcoolisme, une source de manquements à une indispensable discipline, qu'il était bon d'amoindrir, voire de supprimer. Nous ne venons pas d'ailleurs les premiers dans cette voie car maintes nations nous ont distancé.

Les débitants environnant les casernes françaises recueilleront en partie les bénéfices de la mesure prescrite en 1899 si elle subsiste ; si elle est conservée, les hommes punis, les hommes de garde, les malades à la chambre, les cuisiniers, les sous-officiers et caporaux ou brigadiers de semaine, c'est-à-dire tout ce qui est tenu à la caserne, devra se priver d'alcool, et ce ne sera pas un mal !

Mais la vie militaire, à un âge jeune encore, malléable et docile, est réglementée, fonctionnarisée, tenue à une hygiène spéciale, collective, elle n'est pas la vie ordinaire, individuelle, libre, remplie d'initiative et d'effort. On ne peut comparer ni assimiler ces deux existences.

L'enseignement des masses.

Pour la vie civile, nous réclamons cet enseignement
de tous les instants que font aujourd'hui tous les hygiénistes, par la plume, la parole, le dessin… Des tableaux
montrent dans les écoles, ainsi que l'a prescrit en 1900
M. G. Leygues, ministre de l'Instruction publique,
les dangers de l'alcoolisme ; là, nul danger d'exagérer
même la noirceur du vice ; la vie se charge bien de
remettre plus tard les choses au point. Mais que l'on
aille trop loin dans les milieux ordinaires, en réclamant
presque — on ne l'ose absolument, il est vrai — la
suppression du vin et de l'alcool, cela nous le réprou-
vons. C'est dépasser le but et être assuré d'avance de
ne rien obtenir. Que dans les hôpitaux, on diminue la
consommation pour les malades, qui a été un peu exagérée de 1890 à 1895, rien de plus naturel. Que la production du vin ou de l'alcool soit surveillée si on le
peut, car combien difficile, voire impossible ! Combien
est agréable alors de duper le fisc et quelle propension
à la fraude est la surveillance. Mieux, que la vente soit
moralisée, obligée d'être honnête par des examens
minutieux et inattendus. Que surtout l'hygiène ins-
truise, moralise, persuade, décèle les fraudes ou les
excès, c'est là son but, et à cela, elle se doit borner.
Que l'on ne croie pas que l'instruction donnée par les
hygiénistes soit inutile — ce serait nier l'efficacité de
l'instruction en général ! — et elle a souvent atteint le
but qu'elle se proposait. Combien de mesures propo-

sées par la science de la santé humaine ont abouti, sans loi, sans réglementation, comprises qu'elles étaient par les intéressés. La syphilis, une cause de perturbation de la santé dont on confond souvent les désordres avec ceux de l'alcool, est en voie de décroissance, par sa plus parfaite connaissance et la prophylaxie particulière, individuelle, plus que par l'insuffisante et dérisoire réglementation. Les lois ne sont jamais mieux exécutées que quand elles sont connues et comprises, partant inutiles. Que l'on diminue cette immixtion constante des pouvoirs publics, si restrictifs, souvent si arbitraires et rarement indispensables. Que la médecine, devenue quasi-gouvernementale, souvent servile, parce qu'officielle et alors fonctionnarisée, garde son indépendance et sa dignité, au lieu de dicter des arrêts que la science de demain annulera ou ridiculisera ! La médecine doit rester confidente, consolatrice et curative, ou elle ne sera plus, son prestige a été bien attaqué en ces dernières années ; que sera-ce si elle continue de devenir autoritaire, oppressive !

FIN

Assoc. ouvrière Mauboussin, Jobidon & Cⁱᵉ.

TABLE DES MATIÈRES

9 782019 997359